DIE

KÖRPERLICHEN GRUNDLAGEN

DER

GEISTESSTÖRUNGEN.

VORTRAG

GEHALTEN BEIM ANTRITT DES LEHRAMTES AN DER UNIVERSITÄT LEIPZIG AM 4. MÄRZ 1882

VON

PAUL FLECHSIG.

LEIPZIG,
VERLAG VON VEIT & COMP.
1882.

Druck von Metzger & Wittig in Leipzig.

Indem ich hiermit das mir übertragene neugestiftete Lehramt für Psychiatrie antrete, darf ich wohl zunächst darauf hinweisen, dass dieser Wissenszweig bereits vor länger als einem Menschenalter vorübergehend einen eigenen Vertreter an unserer Hochschule besass: in HEINROTH, dem ersten academischen „Lehrer der psychischen Heilkunde" in Leipzig wie in Deutschland überhaupt. Es kann und darf indess nicht meine Absicht sein, einen inneren genetischen Zusammenhang nachzuweisen zwischen der Psychiatrie dieses einst so gefeierten Moralphilosophen und der unsrer Tage. Denn zwischen HEINROTH's Grundanschauungen und den unseren gähnt eine Kluft, nicht minder tief und weit als die Kluft zwischen der Medicin des Mittelalters und jener des ausgehenden 19. Jahrhunderts. — Nirgends tritt dies greller hervor, als bezüglich der Auffassung des Verhältnisses zwischen körperlichen und geistigen Erkrankungen. Die Ableitung der Seelenstörungen aus Erkrankungen des Leibes, muthet HEINROTH, um seine eigenen Worte

Druck von Metzger & Wittig in Leipzig.

Hochansehnliche Versammlung!

Indem ich hiermit das mir übertragene neugestiftete Lehramt für Psychiatrie antrete, darf ich wohl zunächst darauf hinweisen, dass dieser Wissenszweig bereits vor länger als einem Menschenalter vorübergehend einen eigenen Vertreter an unserer Hochschule besass: in HEINROTH, dem ersten academischen „Lehrer der psychischen Heilkunde“ in Leipzig wie in Deutschland überhaupt. Es kann und darf indess nicht meine Absicht sein, einen inneren genetischen Zusammenhang nachzuweisen zwischen der Psychiatrie dieses einst so gefeierten Moralphilosophen und der unsrer Tage. Denn zwischen HEINROTH's Grundanschauungen und den unseren gähnt eine Kluft, nicht minder tief und weit als die Kluft zwischen der Medicin des Mittelalters und jener des ausgehenden 19. Jahrhunderts. — Nirgends tritt dies greller hervor, als bezüglich der Auffassung des Verhältnisses zwischen körperlichen und geistigen Erkrankungen. Die Ableitung der Seelenstörungen aus Erkrankungen des Leibes, muthet HEINROTH, um seine eigenen Worte zu gebrauchen, theilweise „scherzhaft“ an; ja „der Begriff einer nächsten körperlichen Ursache im Sinne der Pathologen ist“ für ihn „ein Windbegriff, auf welchen blos eine irregehende Geistesrichtung stossen kann“; denn die Seele sei einzig und allein moralisch berührbar. — Heute erblicken wir in der Forschung nach den körperlichen Grundlagen der Seelenstörungen eine der vornehmsten Aufgaben der Psycho-Pathologie, denn uns gelten als krankhaft nur solche geistige Erscheinungen, welche mit Sicherheit oder Wahrscheinlichkeit auf anomale Zustände des Körpers, insonderheit des Gehirns zurückgeführt werden können; und wir definiren demgemäss mit GRIESINGER, dem eigentlichen Befreier der deutschen Psychiatrie von HEINROTH's Irrlehren, die Hauptaufgabe des psychiatrischen Sachverständigen vor Gericht dahin, dass er zu prüfen habe, „in wiefern ein Individuum zu einer gegebenen Zeit durch organische Ursachen an der logischen Verarbeitung seiner Gedanken und an der normalen Art Entschlüsse zu fassen und auszuführen, gehindert war“.

Erwäge ich noch, dass die Erforschung der körperlichen Grundlagen des Irreseins die wesentlichsten Beiträge zu liefern hat zu einer erfahrungsgemässen Lehre von den Beziehungen zwischen Körper und Seelenerscheinungen überhaupt, so darf ich wohl Ihr Interesse erhoffen für Ausführungen, welche den dermaligen Stand jener Forschung zum Gegenstand haben.

Nachdem unser unvergesslicher E. H. WEBER durch bewunderungswürdige Versuche den Zwang, welchen die Mechanik der Nerven der Seele auferlegt, der Messung zugänglich gemacht, hat FECHNER die Begriffe geklärt, welche wir unseren Vorstellungen über die Beziehungen zwischen Leib und Seele zu Grunde zu legen haben. Seitdem darf der Psycho-Patholog mit grösserer Zuversicht als zuvor von der Voraussetzung ausgehen, dass alles geistige Geschehen, das höhere sowohl wie das niedere, das normale wie das anomale begleitet ist von einem körperlichen. Diesem letzteren, seiner Natur nach völlig unbekannten Geschehen, das wir mit FECHNER die psycho-physische Thätigkeit nennen, schreiben wir eine derartige constante und innige Verknüpfung mit dem parallel gehenden Geistigen zu, „dass wir aus den Veränderungen des einen unmittelbar schliessen auf entsprechende des anderen". Wir sind indess weit entfernt, diese Anschauung für bewiesen zu halten; sie ist nur ein Postulat, dessen wir in dem ungemein verwickelten Getriebe psychopathischer Erscheinungen nicht entrathen können, sofern wir nicht auf jedes zielbewusste Streben verzichten wollen. Es ist aber zunächst von nebensächlicher Bedeutung, ob geistiges und körperliches Geschehen identisch sind oder thatsächlich irgend wie gesondert.

Die psycho-physische Thätigkeit verlegen wir gegenwärtig beim Menschen ausschliesslich in das Gehirn, theils aus allgemeineren der vergleichenden Anatomie und der Experimentalphysiologie entnommenen Gründen, theils und ganz besonders deshalb, weil nur gewisse Erkrankungsformen dieses Organs regelmässig die geistigen Funktionen schädigen. Es ist mithin im Wesentlichen ein vorläufig ermitteltes Ergebniss der psycho-pathologischen Forschung im weitesten Sinn und darf so von letzterer nicht als eine ihr von anderswoher überlieferte Thatsache betrachtet werden, dass ausschliesslich im Hirn das Seelenorgan gegeben ist. — Es steht aber dieser Ansicht in der That kein wesentlicher Einwurf entgegen, sofern wir unter geistigen Erscheinungen ausschliesslich verstehen die der inneren Erfahrung thatsächlich zugänglichen Bewusstseinserscheinungen und somit absehen von der Herbeiziehung alles jenen transscendenten Geschehens, welches unter der Bezeichnung der unbewussten seelischen Vorgänge zusammengefasst worden ist.

Weiter als angegeben, dürfen wir aber gegenwärtig bezüglich der Localisation der psycho-physischen Thätigkeiten nicht gehen. Es ist nicht hinreichend festgestellt, dass etwa nur die Ganglienzellen der Grosshirnrinde die Träger derselben sind. Denn es ist nicht einmal der Nachweis erbracht, dass überhaupt nur die Grosshirnrinde Bewusstseinserscheinungen vermittelt. Allerdings ist anzunehmen, dass der Zusammenhang der verschiedenen Einzelinhalte des Bewusstseins, wie er im

Selbstbewusstsein gegeben ist, dass die logische Verknüpfung von Einzelvorstellungen verschiedener Qualität, von Empfindungen mit Vorstellungen, dass die Summirung von Gefühlen zu Stimmungen und all' der genannten Elemente zu Willensimpulsen, beziehentlich die zugehörigen psycho-physischen Thätigkeiten in der Grosshirnrinde vor sich gehen; dass aber ohne die letztere jeder Bewusstseinsact unmöglich, dafür fehlen, so wahrscheinlich dies auch bezüglich des Menschen ist, vor der Hand noch hinreichende Beweise.

Trotz der angedeuteten Lücken ist das, was wir bezüglich der Localisation der psychophysischen Thätigkeiten bereits jetzt wissen, ein unschätzbarer Gewinn für die psycho-pathologische Forschung. Wenn wir bei Geisteskranken anomale Zustände der verschiedensten Organe antreffen, so werden wir nicht jedem derselben einen direct störenden Einfluss auf psychophysische Thätigkeiten zuschreiben, wie dies noch Heinroth's Zeitgenosse und erfolgreichster Gegner Jacobi unternahm. Wir werden nur das Gehirn zum Mittelpunkt der psychopathologischen Forschung machen und anderen Organen einen Antheil an Störungen psychophysischer Thätigkeiten nur insofern einräumen, als sie jenes beeinflussen.

Treten wir nun der Frage näher, welcher Natur diese Störungen sind, so ist vor Allem zu betonen, dass wir uns irgend welche näheren Vorstellungen hierüber gegenwärtig ebensowenig machen können, wie über die Natur der psychophysischen Thätigkeiten überhaupt. Es bedeutet eine Verwechselung von Ausgang und Endziel einer exacten Forschung auf diesen Gebieten, wenn man bereits jetzt Veränderungen des molecularen Gefüges und vermeintliche Thatsachen der Molecularmechanik andeuten zu können glaubt, welche den Schlüssel zu jenen Störungen enthalten sollen. Denn weit entfernt, in dem Substrat der psychophysischen Thätigkeiten ein homogenes Medium von irgendwie bekannter Beschaffenheit erblicken zu dürfen, stellt sich uns dasselbe vorläufig dar als ein Mechanismus von Milliarden von Einzelgliedern, von deren keinem die in geistiger Hinsicht wesentlichen Eigenschaften wenigstens als solche sich uns enthüllt haben. Es erscheint unmöglich, einem so complicirten System gegenüber, in welchem Wirkungen und Gegenwirkungen der Einzelstücke sich in geradezu unendlicher Mannichfaltigkeit verschränken, einfache exacte der Wirklichkeit entsprechende Ausdrücke zu gewinnen für Störungen, welche einer gegebenen geistigen Anomalie, und wäre sie noch so einfach, zu Grunde liegen.

Gegenwärtig kann unsere Aufgabe nur dahin gehen, durch ein methodisches Sammeln von Erfahrungsthatsachen anschauliche physische Vorgänge aufzuweisen, von welchen sich wenigstens wahrscheinlich machen lässt, dass sie in irgend einer näheren oder entfernteren Beziehung psychophysische Thätigkeiten zu stören vermögen. Solche Vorgänge sind in Form nachweisbarer chemischer und physikalischer Veränderungen des Gehirns in der That gegeben.

Die geschützte Lage des Gehirns bringt es mit sich, dass wir dieselben am Lebenden meist nur auf dem Wege mehr oder weniger zusammengesetzter Schlüsse nachweisen können. In relativ spärlichen Fällen, insbesondere bei Idioten, zeigt schon die Grösse und Form des Schädels Abweichungen von der Norm, welche auf beträchtliche Anomalien des Hirnvolumens hinweisen. Oft wird Geistesstörung begleitet von Störungen der Muskelthätigkeit: Krämpfen, Lähmungen und Ataxien von einer Form und Gruppirung, wie sie nur bei Gehirnkrankheiten vorkommen.[1] — Auch Veränderungen der zum Hirn führenden Blutmenge lassen sich mitunter feststellen. Doch hat in dieser Hinsicht das Instrument, auf welches man eine Zeit lang so grosse Hoffnungen setzte, diese nicht erfüllt. Indem die mit Hülfe des Augenspiegels von aussen sichtbar zu machende Netzhaut mit dem Sehnerven nicht nur einen vorgeschobenen Hirntheil bildet, sondern auch von der vorderen grossen Schlagader des Gehirns, der Carotis, mit Blut gespeist wird, glaubte man erwarten zu dürfen, dass sich Schwankungen der zum Hirn strömenden Blutmenge messbar im Augenhintergrund abspiegeln müssten. Indess gelangen wir mehr und mehr zu der Ueberzeugung, dass es einen tiefen Sinn hat, wenn dies nicht der Fall, wenn das Auge in hydraulischer Beziehung gegenüber dem Hirnstrom seine Selbstständigkeit wahrt. Denn nur so bleibt die Spannung seiner brechenden Medien unbeeinflusst durch die Fluth und Ebbe, welche im arteriellen Hirnstrom z. B. schon entsprechend dem Tag- und Nachtleben der Seele vielfach wechselt.

Immerhin lässt der Augenspiegel auch bei Geisteskranken pathologische Zustände des Hirns erschliessen, z. B. aus der „Stauungspapille" eine Druckerhöhung im Schädel. Auch pflanzen sich manche Krankheitsprocesse vom Gehirn zur Netzhaut fort, und in verschiedenartigen Farbenveränderungen des Sehnervenkopfes spiegeln sich ihrer Natur nach zunächst unbekannte Veränderungen der Hirnbeschaffenheit wieder.

Desgleichen scheint in gewissen chemischen Einwirkungen auf das Gehirn die Möglichkeit gegeben, anomale Vegetationsverhältnisse desselben schon während des Lebens zu erkennen. Denn viele Geisteskranke antworten in psychischer Hinsicht anders auf in den Blutstrom eingeführte Substanzen, insbesondere Alkaloide, als geistig Gesunde; eine Erscheinung, welche übrigens in der individuell verschiedenen Wirkungsweise des Alkohols auf das Gehirn Gesunder ein allgemein bekanntes Analogon besitzt. Da wir die Wirkung der Alkaloide meist zurückzuführen haben auf Verbindungen, welche sie mit im Gehirn vorhandenen besonderen Substanzen eingehen, so ist die Berechtigung gegeben, den Ausfall entsprechender Wirkungen bei Geisteskranken zurückzuführen auf den Ausfall gewisser Gehirnstoffe. Es wird die Aufgabe der Zukunft sein, zu prüfen, inwiefern auf diese Thatsachen eine chemische Diagnostik der Hirnerkrankungen bei Psychosen gegründet werden kann — vor der Hand ist die Chemie des Hirns noch zu unentwickelt, sind die Veränderungen, welche in den Blutstrom oder in den Darm eingeführte chemische Verbindungen bis zum Uebertritt in das Gehirn erleiden noch zu dunkel, als dass sich schon jetzt sichere Schlüsse ziehen liessen.

Wenn schon die bisher angeführten Erscheinungen zum Theil nur durch ihr häufiges Zusammentreffen mit an der Leiche wahrnehmbaren Hirnveränderungen diagnostische Bedeutung gewinnen konnten, so bietet überhaupt die Erhebung des Leichenbefundes den directesten Weg, um zur Erkenntniss gesetzmässiger Abhängigkeitsverhältnisse zwischen Geistesstörungen und Hirnanomalien vorzudringen.

Ich übergehe die spärlichen Aufschlüsse der quantitativen chemischen Analyse und wende mich zu den anatomischen bez. histologischen Befunden. Indem besonders die letzteren nicht nur Anomalien der Form der Gewebstheile erkennen lassen, sondern auch solche des optischen Verhaltens und der chemischen Reactionen, indem sie ferner Lage und Art der erkrankten

Elemente genau bestimmen lassen, erscheint die pathologisch-anatomische Definition der, zahlreichen Fällen von Geisteskrankheit zu Grunde liegenden physischen Anomalien nicht nur als die umfassendste und schärfste, sondern auch als die einzige auf thatsächlicher Grundlage durchführbare und ist allen anderen Definitionen schon deshalb vorzuziehen, weil die Struktur-Eigenthümlichkeiten des Gehirns weit mehr Anknüpfungspunkte gewähren für die Beurtheilung des psycho-physischen Mechanismus, als alle anderen chemischen und physikalischen Erfahrungen bezüglich des Hirns.

Es schmälert nicht die Bedeutung der pathologisch-anatomischen Befunde, dass gegenwärtig nur bei einem mässigen Theil der „Geisteskranken" solche zu erheben sind. Diese Thatsache würde nur einen Einwurf abgeben gegenüber dem Versuch alle Formen von Geistesstörung pathologisch-anatomisch charakterisiren und classificiren zu wollen. Ich bin aber weit entfernt, dies für jetzt und überhaupt für ausführbar zu halten. Den anatomisch definirbaren, den sogenannten anatomischen Psycho-Pathien werden immer funktionelle gegenüberstehen, d. h. solche, wo sich eine Hirnerkrankung nur aus den geistigen Anomalien erschliessen lässt, ähnlich wie zahlreiche Nervenkrankheiten (Neurosen) nur aus der Störung nervöser Thätigkeiten.

Um aber zu entscheiden, ob dieser oder jener Fall von Psychose zu den anatomischen oder funktionellen zu stellen ist, kann selbstverständlich eine sorgfältige anatomische Durchforschung des Gehirns nicht entbehrt werden — und, da die ganze Beurtheilung jedes geistigen Krankheitsbildes wie ganzer Gruppen symptomatisch übereinstimmender Fälle von der Beantwortung jener Frage abhängt, so liegt es auf der Hand, dass für den wissenschaftlichen Psycho-Pathologen eine genaue Kenntniss des normalen Hirnbaus wie der pathologisch-anatomischen Methoden unerlässlich ist.

Ueberblicke ich nun die pathologisch-anatomischen Befunde im Gehirn Geisteskranker, indem ich lediglich solche Fälle berücksichtige, bei welchen im Leben die geistigen anomalen Erscheinungen alle anderen überwiegen, also Fälle von Geisteskrankheit im engeren Sinne, so sind dieselben von grosser Mannichfaltigkeit. Neben Trübungen und Verdickungen der Hirnhäute, Anomalien der Blutfülle, mässiger Atrophie der Grosshirn-Windungen, wie sie sich vielfach finden bei Individuen, welche irgend welche ausgeprägte geistige Anomalie nicht darboten, stossen wir, wenn auch selten, auf alle jene Erkrankungsformen, welche man als „gewöhnliche Gehirnkrankheiten" von den Geisteskrankheiten sondert, wie Geschwülste, Hydrocephalien, diffuse und herdförmige Sclerosen, Erweichungen, Blutungen, Gefässerkrankungen u. s. w. Endlich aber finden wir Hirnveränderungen, welche sich nur bei Geisteskranken nachweisen lassen, besonders Atypien des Hirnbaus im

Grossen, z. B. bei Idioten, ferner ausgebreitete intensive Atrophie der Windungen, ausgebreitete Veränderungen der Grosshirnrinde, theils makroskopisch erkennbar an Farbe und Consistenz, theils nur mikroskopisch an Entartung und Rückbildung der nervösen Elemente, relativer oder absoluter Vermehrung der nichtnervösen, vielfache umschriebene Verwachsungen der Rinde mit den weichen Hirnhäuten u. s. w. Die letztgenannten Anomalien finden sich ganz besonders häufig bei jenen Formen von Geistesstörung, welche man jetzt gewöhnlich als progressive Paralyse der Irren bezeichnet — die „Hirnerweichung" der Laien — welche wegen dieses häufigen Einhergehens mit palpabler Hirnerkrankung ganz besonders das Interesse der Irrenärzte in Anspruch nimmt; denn hiermit scheint ja die Möglichkeit geboten, gesetzmässige Beziehungen zwischen geistigen und körperlichen Störungen nachzuweisen. Hierzu kommt aber noch, dass die Hirnrindenläsion bei dieser Krankheitsform nicht isolirt dasteht, sondern in vielen Fällen sich vergesellschaftet mit einer allgemeinen Zerrüttung des Nervensystems, mit Degenerationen im Rückenmark und in den peripheren Nerven — woraus sich in schlagender Weise die nahe Verwandtschaft der sogenannten Geistes- und Nervenkrankheiten ergiebt.

Aber die progressive Paralyse zeigt uns auch die Schranken, welche den pathologisch-anatomischen Methoden bezüglich der Aufklärung des Zusammenhangs geistiger und körperlicher Störungen gezogen sind. Wir werden nur dann ein Causalverhältniss zwischen gegebenen Gewebsveränderungen und Störungen der psycho-physischen Thätigkeit annehmen, wenn sich mit jenen in durchaus gesetzmässiger Wiederkehr dieselben krankhaften geistigen Erscheinungen verbinden. Nun lehrt aber die Erfahrung, dass in Fällen, wo im Gehirn scheinbar dieselbe Gewebserkrankung in gleicher Ausdehnung vorhanden, die geistigen Anomalien einen auf den ersten Blick durchaus verschiedenen Charakter darbieten können. Sehe ich ab von den constant vorhandenen ausgebreiteten motorischen Störungen und deren individuellen Variationen, so kann die allgemeine fortschreitende Paralyse der Irren sich ganz allmählich entwickeln als zunehmende Schwäche des Gedächtnisses, Unfähigkeit die Aufmerksamkeit zu concentriren, verschiedene Vorstellungsinhalte zu vergleichen, Verlust der Spontaneität des Denkens, des Interesses an der Aussenwelt, ohne dass es je zu ausgeprägten Wahnideen kommt; sie kann aber auch auftreten unter dem Bild des ungeheuerlichsten Grössenwahns mit unsäglichen Wonnegefühlen und Unbändigkeit oder als eine tiefe hypochondrische Verstimmung mit Lebensüberdruss, Kleinmüthigkeit, Wahnideen der Verfolgung u. s. w. — und das Alles bei scheinbar gleichen geweblichen Störungen im Gehirn. Wenn wir nun auch von vornherein geneigt sind, diese Mannichfaltigkeit der

Erscheinungsweise zurückzuführen auf Mannichfaltigkeiten der Entwickelung und der Ausbreitung des pathologischen Prozesses, welche uns entgehen auf Grund theils der Unvollkommenheiten unserer histologischen Untersuchungsmethoden, theils der Unmöglichkeit den Entwicklungsgang des Processes genau zu verfolgen und der Schwierigkeit seine Ausdehnung über die Hirnrinde festzustellen — so muss vor der allzugrossen Betonung dieser Ausflüchte die reciproke Erfahrung warnen, dass sich scheinbar die nämlichen geistigen Erscheinungen finden bei ganz verschiedenartigen Hirnerkrankungen. Dieselbe allmählich und unaufhaltsam fortschreitende Vernichtung sämmtlicher geistiger Leistungen kann sich zeigen bei einer den Schädelraum beengenden Geschwulst, wie bei einer diffusen Gewebserkrankung der Hirnrinde. Schon diese eine Thatsache liefert den Beweis, dass wir in den anatomischen Befunden weder den unmittelbaren Schlüssel für die Deutung geistiger Anomalien zu erblicken haben, noch dass mit dem Nachweis selbst charakteristischer Gewebserkrankungen unsere Aufgabe nach der somatischen Seite hin irgend wie beendet ist.

Man wird dies aber auch von vorn herein gar nicht anders erwarten; denn der pathologisch-anatomische Befund kann seiner ganzen Natur nach nur den Ausgangspunkt bilden für die Erwägungen, inwiefern im gegebenen Fall die Bedingungen normaler psycho-physischer

Thätigkeit gestört sind. Obwohl wir nun diese Bedingungen nur sehr unvollkommen kennen, so besitzen wir doch hinreichende Erfahrungen, um zu wissen, dass ein und dieselbe Bedingung auf die verschiedenartigste Weise gestört werden kann. Ich erinnere nur daran, wie ungemein empfindlich das Organ des Bewusstseins ist gegen jede Herabsetzung des arteriellen Druckes und der Sauerstoff-Zufuhr — eine solche kann aber wie im ganzen Gehirn durch die verschiedensten Einflüsse, durch Geschwülste, diffuse Verdickungen der Hirnhäute, Gefässerkrankungen, Verminderung der Gesammtblutmenge u. s. w., so auch in jedem Einzelstück durch mannichfaltige Gewebserkrankungen herbeigeführt werden. Neben den verschiedenartigen unmittelbar die nervösen Elemente treffenden Schädlichkeiten sind auch die Wirkungen jedes Krankheitsprocesses auf die Blutvertheilung besonders zu untersuchen.

Wenn in einem Organ wie das Gehirn, wo sich streckenweise von Millimeter zu Millimeter die Energie der Elemente ändert, schon aus diesem Grund geringe Ungenauigkeiten in der Ortsbestimmung einer Läsion scheinbare Widersprüche im Gefolge haben müssen, so vermehren sich diese bis ins Unendliche dadurch, dass all die verschiedenen Einzelstücke des psycho-physischen Mechanismus unter einander in inniger leitender Verbindung stehen. Wie ein Wassertheilchen an irgend welchem Punkt eines Seespiegels von jeder beliebigen

Stelle des Ufers oder der Wasserfläche aus vorübergehend aus seiner Gleichgewichtslage gestossen werden kann, so kann muthmasslich jedes nervöse Element der Grosshirnrinde von jedem Punkt des Körpers, insbesondere des Gehirns aus in seiner Thätigkeit gestört werden. So können aber auch von scheinbar gleichgearteten und gleichlocalisirten Erkrankungsherden im Hirn in verschiedenen Fällen ungleichförmige Reizwellen ausgehen, welche sich in individuell wechselnder Intensität und Richtung über die Hirnrinde ausbreiten, hier psychophysische Thätigkeiten hemmend, dort solche auslösend, ohne dass man an der Leiche nachweisen kann, welchen Weg sie genommen.

Aber auch Reizwellen von derselben Stärke und Richtung werden sich bei verschiedenen Individuen in verschiedenartiger Weise im Bewusstsein wie in den Ausdrucksbewegungen widerspiegeln. Denn schon innerhalb der Gesundheitsbreite sind zahlreiche individuelle Eigenthümlichkeiten des Gehirnlebens gegeben, welche bei Erkrankungen sich geltend machen müssen. Es würde mich zu weit führen, alle uns bekannten oder hypothetisch erschliessbaren auch nur zu nennen; nur auf jene zahllosen individuellen Unterschiede möchte ich hinweisen, welche bedingt sind in dem, was ich virtuell als „geistigen Inhalt" des Einzelhirns bezeichnen möchte. Es ist für die Aeusserungsweise durchaus nicht gleichgiltig, ob ein gereizter Hirntheil spärliche oder zahlreiche Residuen früherer Eindrücke in sich trägt. So würden, um ein extremes Beispiel zu wählen, beim Neugebornen vielleicht durch irgend eine krankhafte Erregungsform des Hirns hallucinatorisch Wahrnehmungen ausgelöst werden können, welche der Erwachsene allegorisch als Gefühl von Fliegen bezeichnen würde — denn die Hirntheile, in welche wir diese Hallucination verlegen, die Endstationen von Muskel- und Hautnerven in der Grosshirnrinde, sind beim Neugebornen schon ziemlich ausgebildet. Indess wir können uns keine Erregung vorstellen, welche im Stande wäre, beim Neugebornen Wahnvorstellungen der Macht und Grösse, des Reichthums an Geld, Ehren und Würden auszulösen; denn diese Begriffe müssen erst erworben werden, damit sie zum Inhalt von Wahnideen werden können. Die Einzelelemente krankhaft gesteigerter Geistesthätigkeit sind identisch mit den Elementen der gesunden, nur zeigen sie andere Verhältnisse der Intensität und Verknüpfung — eine Thatsache, welche es völlig ungerechtfertigt erscheinen lässt zur Ehrenrettung der gesunden Seele jede Beziehung derselben zur gestörten in Abrede zu stellen.

Wenn schon die angeführten Erwägungen hinreichend darthun, wie ungemein schwierig es sein muss, streng gesetzmässige Beziehungen zwischen pathologisch-anatomischen Befunden und geistigen Störungsformen nachzuweisen, so kommt hierzu noch als ein weiteres Moment, dass wir von vornherein gar nicht berechtigt sind, alle im Gehirn Geisteskranker nachweisbaren Anomalien zu den geistigen Störungen in einen causalen Zusammenhang zu bringen, und zwar selbst da nicht, wo wir gewisse typische Bilder von Geisteskrankheit regelmässig einhergehen sehen mit demselben pathologischen Vorgang. Es sei nur hingewiesen auf den Befund krankhaft vermehrter Blutfülle nach zahlreichen Aufregungszuständen, den man früher meist so deutete, dass man erstere als Ursache der letzteren ansah. Nun lehren aber neuere exacte Forschungen, die wie so zahlreiche für die Psycho-Pathologie fundamentale Erkenntnisse ihren Ausgang genommen haben vom physiologischen Institut unserer Universität, dass schon bei normaler Hirnerregbarkeit jede geistige, besonders aber gemüthliche Erregung den Hirnstrom anschwellen macht, und dass sich diese Fluthwelle erst wieder verläuft, wenn das Gehirn in den Ruhezustand zurückgekehrt ist. Die Erhöhung der Blutzufuhr tritt hier ein als Folge gesteigerter psycho-physischer Thätigkeit. Wir werden so um so weniger Ursache haben die Hyperämie im Gehirn Tobsüchtiger als das Primäre zu betrachten, als überdies die Erfahrung lehrt, dass Steigerung der arteriellen Blutzufuhr, sofern sie nur nicht zu erheblicher Drucksteigerung führt, ohne geistige Störung einhergehen kann. Zahlreiche Gesichtspunkte eröffnen Mosso's Entdeckungen im Hinblick auf die

Folgen, welche Störungen der hydraulischen Selbststeuerung des Hirns in diesem nach sich ziehen müssen. Durchsichtiger ist uns jetzt die deletäre Wirkung heftiger oder anhaltender Gemüthsbewegungen auf das Seelenorgan, und zahlreiche Anomalien des Gehirns Geisteskranker erscheinen als Folgezustände der, Aufregungszustände begleitenden Hyperämien. — Falsch würde es aber sein, hier die Hirnerkrankung als die Folge immaterieller geistiger Vorgänge aufzufassen, wie dies frühere Forscher vielfach gethan. Denn die in Rede stehenden Aufregungszustände sind selbst nur Begleiterscheinungen gestörter psycho-physischer Thätigkeit, und diese materiellen Störungen sind die Ursache der Hyperämien.

Jene Auffassung ist nicht minder ungerechtfertigt, wie überhaupt die Annahme selbständiger Erkrankungen der Seele ohne solche des Körpers. Wenn man dabei hinweist auf die Thatsache, dass bei manchen Geisteskranken überhaupt eine Hirnveränderung nicht wahrnehmbar ist, so vergisst man, dass keine Funktion des Körpers eine solch' absolute Abhängigkeit vom organischen Substrat erkennen lässt wie die Bewusstseinserscheinungen, so dass letztere schon in Verwirrung gerathen durch Veränderungen ihres Substrates, welche sich in dessen Elementarstruktur nicht wiederspiegeln. Man könnte nun allerdings in Zweifel sein, ob manche der hier in Betracht kommenden Zustände

Hirnkrankheiten zu nennen seien. In der That dürften wir in der pathologisch-anatomischen Nomenclatur vergeblich nach treffenden Bezeichnungen suchen — es handelt sich um eigenartige Vorgänge, welche vor der Hand nur mit physiologischen Terminis charakterisirt werden können. Wir befinden uns hier vielfach in derselben Lage wie gegenüber zahlreichen Störungen der Muskelthätigkeit. Wir sprechen bei vielen Krampfformen nicht von Muskelkrankheiten, weil es sich lediglich handelt um anomale Auslösungsweisen der Muskelthätigkeit durch krankhafte Processe, welche in weiter Entfernung von der contractilen Substanz reizend auf die mit dieser irgend wie zusammenhängenden Nervenbahnen wirken. Ebenso handelt es sich bei vielen funktionellen Psychosen um anomale Auslösungen psycho-physischer Thätigkeit von extracerebralen Gebieten aus. So lehrt die Erfahrung, dass schon die heftige Quetschung eines peripheren Nerven maniakalische Zustände hervorrufen kann, und mit neuralgischen Schmerzen verbinden sich ab und zu Hallucinationen und Wahnvorstellungen, z. B. schwerer Versündigung. Ja, wir kennen Fälle, wo durch adäquate Reizung von Sinnesnerven Hallucinationen ausgelöst werden, ähnlich wie bei gewissen Epileptischen durch schwache Berührung einzelner Hautstellen allgemeine Krämpfe und Bewusstlosigkeit. Diese sogenannten Mitvorstellungen, Reflexpsychosen, Reflexhallucinationen, so relativ selten sie direct nachweisbar sind, beanspruchen deshalb ein grosses Interesse, weil sie als Paradigmata für eine grosse Anzahl von Psychosen aufzufassen sind, welche durch Erkrankung extracranieller Organe, z. B. der Geschlechtswerkzeuge, hervorgerufen werden. — Dass auch der Blutstrom dem Gehirn von fernher Substanzen zuführen kann, welche geistige Störung bedingen, ohne dass man nothwendig Strukturerkrankungen findet, lehren zahlreiche Vergiftungen; und solche schädliche Substanzen können auch innerhalb des Körpers selbst sich bilden durch Erkrankungen der verschiedensten Art.

Indess alle die angeführten und noch zahlreiche andere anomale Reize bewirken nun keineswegs in gesetzmässiger Weise krankhafte geistige Zustände; die Geistesstörung tritt bei Einwirkung desselben Reizes bald ein, bald nicht. Man hat die Ursache dieser verschiedenen Reactionsweise gefunden in individuellen Eigenthümlichkeiten, in der individuellen Prädisposition gewisser Personen zum Irrewerden. So wenig dieser Ausdruck an sich etwas Greifbares besagt, so ist er doch gegenwärtig kaum zu entbehren; ja seine Uebertragung in das Concrete muss als eine Hauptaufgabe der psycho-pathologischen Forschung betrachtet werden — denn nur auf diesem Wege können wir zu wirksamen prophylaktischen Massregeln gelangen. Offenbar handelt es sich vielfach um Zustände des Hirns, welche man als erhöhte Erregbarkeit, leichtere Ermüdbarkeit bezeichnen kann. Dass wir hier im Gehirn palpable Veränderungen nicht wahrnehmen, kann nicht überraschen; sind wir doch ebenso wenig im Stande, an den, exacten Untersuchungsmethoden so viel leichter zugänglichen peripheren Nerven mikroskopisch irgend welche Eigenthümlichkeiten wahrzunehmen, welche die hochgradig ermüdete Nervenfaser der völlig ausgeruhten gegenüber charakterisiren. Aus eben diesem Grunde dürfen wir auch nicht hoffen, dass an der Leiche das bis zur Funktionsunfähigkeit ermüdete Gehirn dem ausgeruhten gegenüber irgend welche charakteristische Unterschiede darbietet, oder dass Bahnen mit abnorm gesteigerter Leitungsfähigkeit sich physikalisch unterscheiden müssen von solchen mit herabgesetzter.

Immerhin verfügen wir über thatsächliche Erfahrungen, welche auf die Natur der psychopathischen Prädisposition helle Streiflichter werfen, und welche zeigen, dass es sich um abortive Krankheitszustände des Hirns handelt, die sich zu gelegentlich einwirkenden Schädlichkeiten hinzuaddiren und so bewirken können, dass die damit Behafteten oder, um GRIESINGER's Ausdruck zu gebrauchen, Belasteten durch jede scheinbar noch so geringfügige körperliche Erkrankung, durch physiologische Leistungen, wie Schwangerschaft und Entbindung, ja endlich ohne alle nachweisbaren besonderen Schädlichkeiten in ausgesprochene Geisteskrankheit verfallen können.

Die psychopathische Disposition kann sich lediglich in anomalen Symptomen seitens des Gehirns äussern, z. B. wenn sie durch starke Erschütterungen desselben bedingt wird; sie kann aber auch, und dies ist das gewöhnliche, sich durch Erscheinungen einer allgemeinen das gesammte Nervensystem betreffenden Constitutionsanomalie kund geben. Hierher gehören jene zahlreichen Individuen mit hysterischen, epileptoiden, hypochondrischen und neurasthenischen Erscheinungen, unter denen sich schon zahlreiche psychopathische Züge vorfinden. Derartige constitutionelle Neuropathien „transformiren" sich häufig in Psychosen, d. h. die räthselhafte Constitutionsanomalie des Nervensystems breitet sich aus über weitere Strecken des psychophysischen Mechanismus.

Von hervorragender Bedeutung ist ferner die Erkenntniss, dass die psycho- und neuropathische Constitution zwar im Laufe des individuellen Lebens erworben werden kann, dass sie aber in der Regel aufzufassen ist als vererbte Eigenthümlichkeit. Hier erscheint die geistige Erkrankung vielfach als die nothwendige Resultirende aus Entwickelungsbedingungen, welche schon im befruchteten Keim gegeben sind. Erwägt man, dass etwa 50°/₀ der Geisteskranken (Westphal) an angeborenen oder vererbten neuropathischen Zuständen leiden, so wird man ermessen können, ein wie hohes Interesse auch die Psycho-Pathologie daran hat, den Schleier gelüftet zu sehen, welcher die Gesetze der Vererbung überdeckt. — Dass es sich auch bei diesen erblich prädisponirten Individuen um organische Anomalien handelt, wird hinreichend erwiesen, einmal durch die ab und zu nachweisbaren atypischen Bildungen im Hirnbau und dann durch das hier besonders häufige Auftreten von „Degenerations- oder Belastungszeichen“ auch an anderen Körpertheilen, wie Verbildungen des Schädels, der Ohren, der Geschlechtsorgane u. s. w. Indem aber in belasteten Familien neben Geisteskrankheiten häufig auch schwere Nervenkrankheiten, Laster aller Art und Verbrechernaturen auftreten, eröffnet uns das Studium des hereditären Irreseins weite Ausblicke auf die nahen Beziehungen, welche zwischen den moralischen und körperlichen Gebrechen des Menschengeschlechts bestehen.

Aus dem bisher Bemerkten geht wohl zur Genüge hervor, dass wenigstens im Allgemeinen an einer körperlichen Begründung sämmtlicher Geisteskrankheiten kaum gezweifelt werden kann. Indess die Psycho-Pathologie kann sich mit diesem Resultat nicht begnügen; sofern sie zur Erkennung wirklich gesetzmässiger Beziehungen gelangen will, muss sie weitergehen und versuchen für jedes Einzelsymptom gestörter geistiger Thätigkeit das physische Aequivalent klar zu legen.

Dies gelingt nun meines Erachtens nicht, wenn man, wie bisher meist üblich, die körperlichen Grundlagen der Psychopathien zu erforschen trachtet lediglich an diesen selbst. Jeder Fall von Geisteskrankheit i. e. S. setzt sich, abgesehen von wechselnden anderweitigen nervösen Störungen zusammen aus einer grösseren oder kleineren Reihe geistiger „Elementarstörungen", aus den verschiedenartigsten Störungsformen des Vorstellens, Fühlens, Wollens, der Triebe und des Bewusstseins. Selbst wenn wir hier, wie bei progressiver Paralyse palpable Hirnläsionen finden, sind dieselben ihrerseits wieder so zusammengesetzt und vielgestaltig, dass von einer Beziehung der Einzel-Elemente des geistigen Bildes auf jene des körperlichen nicht wohl die Rede sein kann.

Dies gelingt nur durch Herbeiziehung von Krankheitsfällen, wo einfache geistige Anomalien erwachsen auf dem Boden eindeutiger anatomischer Läsionen, d. h. in Wirklichkeit durch Herbeiziehung von Fällen sog. gewöhnlicher Gehirnkrankheiten, insbesondere solcher, wo dauernde psychische Defecte („Ausfallserscheinungen") auftreten im Anschluss an Zerstörungen einzelner umschriebener Bezirke der Hirnoberfläche. Wenn sich auf diesem Wege Stützpunkte gewinnen lassen für die nähere Feststellung des Ortes im Hirn, durch dessen Beeinträchtigung diese oder jene krankhafte geistige Erscheinung bedingt wird, so setzt uns eine zweite Reihe von klinischen Erfahrungen in den Stand, auch innerhalb gewisser Grenzen die anomalen Erregungsformen besagter Abschnitte zu erschliessen, welche dieser oder jener psychischen Elementarstörung zu Grunde liegen.

Ich werfe zunächst einen flüchtigen Blick auf die der letzteren Reihe angehörigen von HAGEN zuerst angedeuteten, von GRIESINGER näher gewürdigten Thatsachen. Sie bestehen darin, dass gewisse geistige Störungsformen Aehnlichkeit zeigen mit Funktionsanomalien der Empfindungs- und Bewegungsnerven. So vergleicht G. die objectlose Verstimmung der Melancholischen mit dem neuralgischen Schmerz, Gedächtnissdefecte mit Lähmungen, Hallucinationen mit gewissen Krämpfen. Es handelt sich hier keineswegs um erzwungene, sondern um tief in der Natur der betreffenden Erscheinungen begründete Analogien. Ganz besonders zeigt dies eine Vergleichung gewisser Muskelkrämpfe und Hallucinationen. Das gleichzeitige oder vicariirende Auftreten bei zahlreichen Kranken, die periodische Wiederkehr, das blitzartige Auftauchen, alles das macht es um so wahrscheinlicher, dass gewisse Muskelzuckungen uns graphisch denselben Reizvorgang darstellen, welcher gewissen Formen von Hallucinationen zu Grunde liegt, als wir bei beiden den Reizvorgang in die Grosshirnrinde zu verlegen haben. Die Hallucination würde also die Erscheinungsweise derselben Erregungsform in der inneren Wahrnehmung darstellen, wie die analoge Muskelzuckung in der äusseren. Da wir bei Geisteskranken eine grössere Anzahl verschiedener Formen anomaler

Muskelthätigkeit finden, welche wir nicht sowohl als Ausdrucksbewegungen, sondern als Parallelerscheinungen zu gleichzeitig vorhandenen psychischen Anomalien zu betrachten haben, und welche in ihrer ganzen Erscheinungsweise den letzteren gleichen (automatische Bewegungen, tetanische Contractionen, kataleptische Zustände, maniakalische Bewegungen), so erscheint eine sorgfältige Vergleichung[2] geistiger und muskulärer Störungen für die Auffassung der, ersteren zu Grunde liegenden Erregungsanomalien der Hirnrinde von fundamentaler Bedeutung.

Dass ein und dieselbe Reizwelle, indem sie über die Grosshirnrinde dahinschreitet, hier eine subjective Empfindung, dort eine Vorstellung, dort eine Muskelzuckung auslöst, wird durch Beobachtungen an Geisteskranken und besonders Epileptischen unmittelbar nahe gelegt. Wenn diese Auffassung solange ungerechtfertigt erscheinen musste, als man mit FLOURENS der Grosshirnrinde eine aller Orten gleichmässige Funktion zuschrieb, so ist sie es nicht mehr, seitdem wahrscheinlich geworden, dass jedem Sinn ein wenn auch nicht scharf umgrenzbarer, so doch umschriebener Bezirk der Grosshirnrinde zugeordnet ist, in welchem die betreffenden Sinneseindrücke in die Begriffswelt eintreten, und dass auch die Bewegungsnerven nur aus einzelnen Gebieten hervorgehen. Indess bin ich weit entfernt, in den pathologischen und experimentellen Erfahrungen, auf welche sich die Annahme gesonderter „Sinnessphären“ (einer Sehsphäre, Hörsphäre u. s. w.) in der Hirnrinde stützt, mehr zu erblicken als eine ganz allgemeine Stütze für jene der klinischen Beobachtung sich unmittelbar aufdrängende Vermuthung. Eines tieferen Einblickes in die psychologische Bedeutung der „Sinnessphären“ entbehren wir gegenwärtig noch völlig, so dass es u. a. auch als ungerechtfertigt erscheint, den Gesammt-Bewusstseinsvorgang bei einer beliebigen Einzelempfindung in die betreffende Sinnessphäre zu verlegen — nur den von allen Beziehungen zum Gesammtbewusstsein losgelösten Empfindungsinhalt sind wir einigermassen berechtigt hier zu localisiren.

Es würde von unermesslicher Bedeutung für die Psycho-Pathologie sein, wenn wir annehmen dürften, dass im nur angedeuteten Sinn auch jede Einzelvorstellung oder was dasselbe ist, jedes Erinnerungsbild durch die Thätigkeit eines circumscripten Rindenfeldes ausgelöst wird. So anmuthend diese Hypothese ist, insbesondere in der specielleren Fassung, dass jede Sinnessphäre gleichzeitig die Erinnerungsbilder der durch sie zugeführten Eindrücke vermittele, so fehlen dafür doch noch völlig genügende Beweise. Denn wir werden nur dann annehmen, dass z. B. die optischen Erinnerungsbilder, wie man behauptet, an die Hinterhauptslappen geknüpft sind, wenn sie nach Zerstörung dieser Theile aus sämmtlichen geistigen Operationen verschwinden, bei Zerstörung aller anderen Theile des Grosshirns völlig intakt bleiben. Ein solcher Nachweis liesse sich selbstverständlich nur beim Menschen führen; denn beim Thiere lässt sich höchstens vermuthen, dass optische Erinnerungsbilder bei dieser oder jener Gelegenheit z. B. auf Gesichtseindrücke nicht auftreten, nicht aber erkennen, ob sie nicht trotzdem vielleicht associativ auf Gehörseindrücke emportauchen. — Beim Menschen lassen sich nun allerdings einige Erfahrungen anführen, welche für eine localisirte Auslösung der Einzelvorstellungen sprechen; sie betreffen die Erinnerungsbilder der gehörten Worte und sind gegeben in der sogenannten Worttaubheit oder sensorischen Aphasie. Hier versteht der Kranke mitunter nicht nur nicht gehörte Worte, sondern es kommen ihm auch auf anderen Wegen acustische Erinnerungsbilder nicht ins Bewusstsein. Die letztere Thatsache scheint mir besonders beachtenswerth — denn das Nicht-Vertsehen könnte auch auf eine Perversität der Gehörs-Empfindungen dieser Kranken bezogen werden. Indess fand man bisher die Worttaubheit beziehentlich den totalen Ausfall von acustischen Wortbildern nicht so constant mit Verletzungen eines bestimmten Rindenabschnittes gepaart, dass man berechtigt wäre, schon jetzt den Auslösungsort der Gehörsvorstellungen mit aller Sicherheit anzugeben; wenn schon die Schläfenlappen wohl vor Allem in Betracht zu ziehen sind.

Indess selbst wenn man nun die Erinnerungsbilder in irgend welcher, selbstverständlich physischen

Form gebunden sein lässt an umschriebene Stellen der Grosshirnrinde, und annimmt, dass jede Sinnessphäre alle Vorstellungen ihres Qualitätenkreises vermittelt, die Hinterhauptslappen also z. B. alle optischen, so würde dies uns doch nicht berechtigen, diese Hypothese in der Art einiger Neueren für die Psychiatrie zu verwerthen. Man hat gewisse Fälle von Geistesstörung, welche sich insbesondere durch zahlreiche Hallucinationen auszeichnen, aufgefasst als Reizzustände einzelner solcher Sinnessphären, als partielle Rinden-Erkrankungen, indem man die Hallucinationen als besonders intensive Erinnerungsbilder betrachtet. Dies ist im Allgemeinen ebenso unhaltbar, wie die Ansicht, dass Wahnvorstellungen durch abnorme Reizung einzelner Ganglien-Zellengruppen gebildet werden. Denn die Hallucinationen stellen zum guten Theil, die Wahnvorstellungen stets sehr complexe geistige Gebilde dar, welche sich keinenfalls mit Erinnerungsbildern decken. Bei den Wahnvorstellungen handelt es sich ganz überwiegend um eine anomale Verknüpfung der das Ich zusammensetzenden Vorstellungsmassen mit Vorstellungen, welche in der Norm davon gesondert bleiben. Wenn ein gewöhnlicher Mensch sich für einen Kaiser oder König hält, so wird eher anzunehmen sein, dass jene Hirntheile, welche dem Ichbewusstsein dienen, also jedenfalls höchst umfängliche Bezirke, anomal functioniren, als jene, welche die Vorstellung, beziehentlich den Vorstellungscomplex Kaiser in sich entstehen lassen.

Ungerechtfertigt ist es ferner ausschliesslich in der Frage nach dem Verhalten der Erinnerungsbilder bei Geisteskranken den Angelpunkt der psycho-pathologischen Forschung, den Schlüssel zu den concreten zusammengesetzten Krankheitsbildern, insbesondere zur Berechnung der zu Grunde liegenden Hirnläsionen zu erblicken. Denn so wie das normale geistige Geschehen sich nicht ausschliesslich aus Vorstellungen aufbaut, so ist auch das krankhafte nicht lediglich aus Anomalien dieses einen psychischen Gebildes zu begreifen. Wir werden hier auch jenes höhere Geistige nicht vernachlässigen dürfen, welches man als die beziehende oder vergleichende Denkthätigkeit bezeichnet hat, und welches in naher Beziehung steht zur Aufmerksamkeit und zum Selbstbewusstsein, desgleichen die bei den Geisteskranken so oft gestörte Gefühlsthätigkeit in allen ihren Formen. Hier haben wir es aber mit geistigen Erscheinungen zu thun, welche wir nicht als Leistungen umschriebener Abschnitte der Grosshirnrinde auffassen können. Denn dieselben erscheinen nur bei ausgedehnten diffusen Erkrankungen des Grosshirns regelmässig von anomaler Beschaffenheit.

Dies steht nicht im Widerspruch mit der Beobachtung, dass besonders die Zerstörung zweier ausgedehnter Gebiete jene höheren Funktionen zu beeinträchtigen scheint, nämlich der Stirnlappen und gewisser Theile der Hinterhaupts-Schläfenlappen, deren doppelseitige

Erkrankung ausnahmslos von geistigen Schwächezuständen begleitet ist. Denn indem von beiden Theilen aus dieselben[3] Effecte zu Stande kommen können, scheint es sich in beiden Fällen um Verletzung eines über die ganze Grosshirnrinde ausgebreiteten, in sich zusammenhängenden Gebietes zu handeln, welches ganz besonders mächtig entwickelt ist in jenen Rindenbezirken, welche am directen Verkehr mit der Aussenwelt weniger betheiligt sind und überdies beim Menschen nicht nur zuletzt sich bilden sondern auch stärker entwickelt erscheinen als bei irgend welchen Thieren.

Das Bemerkte macht es wahrscheinlich, dass die geistigen Elementarstörungen bezüglich ihres diagnostischen Werthes in ähnlicher Weise in zwei grosse Gruppen zerfallen, wie die Grosshirnsymptome überhaupt. Seit GRIESINGER scheiden wir letztere in „diffuse" und „Herdsymptome"; auch unter den geistigen giebt es solche, welche auf circumscripte herdartige Erkrankungen des psycho-physischen Mechanismus hinweisen und solche, welche ein ausgedehntes Leiden anzeigen. Suche ich einen kurzen Ausdruck zu gewinnen für den dermaligen Stand dieser Frage, so möchte ich alle jene Erscheinungen als „geistige Herdsymptome" auffassen, welche bestehen in Anomalien durch Erfahrung erworbener Einzelinhalte[4] des Bewusstseins, als Symptome diffuser Erkrankung, insbesondere die Störungen jener Thätigkeiten, welche alle diese Einzelinhalte verknüpfen nach den vor aller Erfahrung gegebenen Anschauungsformen des Raumes, der Zeit und der Causalität, sowie überhaupt zu höheren einheitlichen Gebilden, zum einheitlichen Selbstbewusstsein u. s. w.

Wir stossen hier auf Gesichtspunkte, welche die Psycho-Pathologie in Beziehung treten lassen zu den tiefsten Problemen, welche der menschliche Erkenntnisstrieb zu lösen trachtet. Es wäre vermessen, auch nur andeuten zu wollen, wie weit die Erfahrungen an Kranken, die bisher in dieser Hinsicht nur wenig verwerthet worden sind, an die Grenzen der Erkenntniss heranzuführen vermögen. Die Psycho-Pathologie wird hier aber auf grössere Erfolge als bisher nur zählen dürfen, wenn sie sich entschlossen zeigt, überall da zu brechen mit den Begriffen des naiven Volksbewusstseins und inexacter Disciplinen, wo dieselben zu den pathologischen Thatsachen in unversöhnlichem Widerspruch stehen. Nur so wird es ihr gelingen, sich zu erheben zur Würde einer Naturwissenschaft und sicheren Schrittes ihrem erhabensten Ziel entgegenzustreben, der Erkenntniss von Mitteln und Wegen, um die Qualen des krankhaft gebundenen und krankhaft entfesselten Gehirns zu lindern. Möge nach beiden Richtungen hin die Thätigkeit des neuen psychiatrischen Institutes, welches die bestimmenden Gewalten des Landes mit so reichen Mitteln ausgestattet haben, eine reichgesegnete sein.

Anmerkungen.

[1] S. 9. Wie von motorischen, so werden die Geistesstörungen auch vielfach begleitet von Sensibilitäts- und anderen nervösen Anomalien, welche unmittelbar durch ihre Gruppirung auf eine Hirnerkrankung hinweisen. Diese sowie zahlreiche andere, insbesondere auf die entfernteren Ursachen der Geisteskrankheiten bezügliche pathologische Erfahrungen sind unberücksichtigt geblieben, weil nur die Hauptgesichtspunkte für die Beurtheilung der körperlichen Begründung des Irreseins dargelegt bezw. angedeutet werden sollten.

[2] S. 29. Die Reactionsweise der Muskulatur auf die Reizung der corticalen Ursprünge der motorischen Leitungen wird modifizirt durch die in letztere, zwischen Rinde und peripheren Strecken eingeschalteten gangliösen Zwischenapparate (besonders die motorischen Nervenkerne und ihre Analoga in den grauen Säulen des Rückenmarkes, vielleicht auch durch anderweite intermediäre graue Massen). Es wird bezüglich jeder motorischen Anomalie, welche Geistesstörungen begleitet, zunächst festzustellen sein, inwiefern deren Form theilweise oder ausschliesslich abhängt von pathologischen Vorgängen in diesen Zwischenapparaten, und erst hiernach ist an eine Vergleichung anomaler geistiger und motorischer Erscheinungen zu gehen.

[3] S. 34. Es muss zunächst dahin gestellt bleiben, ob und inwiefern die eingehendere psychologische Analyse ergeben wird, dass die durch Erkrankungen der Stirnlappen hervorgerufenen Schwach- und Blödsinnsformen sich anders verhalten als die von Läsionen der Hinterhaupts-Schläfenlappen abhängigen. Der Ausfall von zahlreichen Elementen der sinnlichen Grundlagen des Denkens wird für die oberflächliche Betrachtung sich nicht unterscheiden von einer Beeinträchtigung der eigentlichen Denkoperationen des Vergleichens, der Aufmerksamkeit u. s. w. Die nur beim Menschen anwendbare eingehende psychologische Analyse wird zu entscheiden haben, ob derartige verschiedene Schwach- und Blödsinnsformen thatsächlich nachweisbar sind und verschieden localisirten Hirnerkrankungen entsprechen.

[4] S. 34. Die Zersetzung bezw. Rückbildung höherer geistiger Gebilde und zusammengesetzter geistiger Leistungen (Begriffe, Sprachvermögen etc.) scheint dem Gesetz zu folgen, dass isolirt erworbene Bestandtheile auch einzeln hinwegfallen können.

www.ingramcontent.com/pod-product-compliance
Lightning Source LLC
LaVergne TN
LVHW091732021026
849161LV00003BB/576

* 9 7 8 3 1 1 2 6 6 9 1 3 6 *